Sandile Ginindza

Medição da eficácia da intensificação da procura de casos de tuberculose

Sandile Ginindza

Medição da eficácia da intensificação da procura de casos de tuberculose

Criar um caso para a implementação a nível da população na Suazilândia

ScienciaScripts

Imprint
Any brand names and product names mentioned in this book are subject to trademark, brand or patent protection and are trademarks or registered trademarks of their respective holders. The use of brand names, product names, common names, trade names, product descriptions etc. even without a particular marking in this work is in no way to be construed to mean that such names may be regarded as unrestricted in respect of trademark and brand protection legislation and could thus be used by anyone.

Cover image: www.ingimage.com

This book is a translation from the original published under ISBN 978-620-2-00863-1.

Publisher:
Sciencia Scripts
is a trademark of
Dodo Books Indian Ocean Ltd. and OmniScriptum S.R.L publishing group

120 High Road, East Finchley, London, N2 9ED, United Kingdom
Str. Armeneasca 28/1, office 1, Chisinau MD-2012, Republic of Moldova, Europe
Printed at: see last page
ISBN: 978-620-7-60639-9

AGRADECIMENTOS

Este trabalho não teria sido possível sem a excelente orientação técnica do meu supervisor e presidente do comité, Professor Glen Mays, cujo empenho ao longo de todo o processo é verdadeiramente apreciado. Estou igualmente grato aos membros do comité do trabalho de conclusão de curso pelo seu feedback atempado e pelos seus contributos técnicos em cada fase do processo de investigação. Os meus sinceros agradecimentos à minha mulher, Ncobile Mkhonta, à minha filha, Vuyani Ginindza e a toda a minha família na Suazilândia pelo seu encorajamento e apoio ao longo dos meus estudos de mestrado.

Gostaria também de agradecer ao gestor do Programa Nacional de Controlo da Tuberculose e a todo o pessoal pelo seu papel no fornecimento não só dos dados utilizados neste projeto, mas também dos contributos técnicos que deram no quadro concetual e no processo de validação dos resultados. Por último, estou grato a Deus Todo-Poderoso por me ter fortalecido e protegido ao longo dos meus estudos de mestrado.

RESUMO

Antecedentes: Apesar dos ganhos consideráveis no controlo da tuberculose na Suazilândia, a incidência de casos de tuberculose tem continuado a aumentar. As taxas de incidência mais do que triplicaram nos últimos 20 anos e o peso da tuberculose per capita continua a ser o mais elevado a nível mundial. A deteção ativa de casos (ICF) em unidades de saúde de grande volume foi estabelecida em 2010 e, desde então, registaram-se melhorias consideráveis nas taxas de deteção nestas unidades.

Métodos: Avaliámos a eficácia da ACF na prevenção de mortes, na redução de casos infecciosos e na redução da transmissão nos últimos quatro anos para os quais existem dados disponíveis. Comparámos os casos notificados nas instalações que implementaram a FCA com os casos detectados passivamente (deteção passiva de casos). Modelámos as infecções geradas e evitadas, as mortes evitadas e a redução da transmissão em ambos os grupos de instalações com base nas estimativas de Borgdorff M.W., Floyd K., & Broekmans J.F. (2002) do impacto da ACF na redução da mortalidade e transmissão da tuberculose em países de baixo rendimento.

Resultados: As instalações que implementaram a ACF geraram menos infecções para todos os casos e especialmente para os casos assintomáticos que não se auto-declaravam. Os estabelecimentos que implementaram a ACF notificaram, em média, mais 13% de casos de TB em comparação com os que detectavam casos passivamente. A estimativa de mortes evitadas foi mais elevada (5,9/100.000) para os casos adicionais notificados pelos estabelecimentos que implementaram o ACF, em comparação com os casos que, de outra forma, seriam notificados por deteção passiva (2,0/100.000). Foram evitadas mais transmissões nos estabelecimentos que implementaram a ACF do que nos que implementaram a estratégia passiva, mesmo quando se assumiram as mesmas taxas de deteção nacionais para ambos os grupos.

Conclusões: As intervenções do ACF podem ter contribuído para reduzir os casos infecciosos, as mortes por TB, bem como possíveis transmissões futuras nas instalações onde estavam a ser implementadas.

ÍNDICE DE CONTEÚDOS

CAPÍTULO I

ANTECEDENTES E QUESTÕES DE INVESTIGAÇÃO

1.0 Antecedentes

Todos os anos, quase nove milhões de pessoas contraem tuberculose e quase dois milhões morrem desta doença a nível mundial[1] . Em muitas partes do mundo, a tuberculose está a reaparecer em proporções quase epidémicas, principalmente devido à co-infeção com o VIH/SIDA e ao aumento da multirresistência[1,] 2. Nos países em desenvolvimento, a tuberculose é a segunda causa mais comum de morte de adultos, a seguir ao VIH/SIDA, e é um dos principais problemas de saúde pública em quase todo o mundo. A situação da tuberculose na Suazilândia não é diferente da destes países, as taxas de incidência mais do que triplicaram nos últimos 20 anos e o peso da tuberculose foi o mais elevado na região e talvez a nível mundial em 2009. 3. Não se espera que nenhuma das metas estabelecidas nos objectivos do milénio das Nações Unidas para 2015 seja atingida no que diz respeito à tuberculose no país e a meta de tratar 85% dos casos bacteriologicamente confirmados continua por atingir pelo programa de controlo da tuberculose. [3,4]

1.1 Declaração do problema

D pesar dos ganhos consideráveis no controlo da TB na Suazilândia, que incluem o fornecimento de medicamentos de qualidade garantida para a TB e a descentralização generalizada dos serviços de TB para clínicas nas comunidades rurais, a incidência de casos de TB continuou a aumentar. Embora muitos estudos tenham medido o impacto da procura ativa de casos na deteção de casos[5] , muito poucos estudos mediram os possíveis efeitos da ACF na redução de infecções e mortes relacionadas com a TB.

1.2 Objetivo do estudo

Neste estudo, investigámos os possíveis impactos das intervenções ACF na saúde, comparando os dados relativos à deteção de casos e aos resultados do tratamento entre as unidades de saúde que implementaram as ACF e as que estavam a detetar casos através da deteção passiva de casos de TB (PCF). Esta análise fornecerá ao programa nacional de controlo da TB alguma forma de evidência para medir o sucesso das intervenções ACF no país e informar as decisões sobre a implementação das intervenções ACF noutras instalações e comunidades.

1.3 Objectivos da investigação

- Comparar os casos notificados antes e depois da adoção da ACF como estratégia na Suazilândia
- Para estimar a eficácia da ACF na redução das infecções
- Para estimar a eficácia da ACF na prevenção de mortes
- Estimativa da redução adicional da transmissão da TB devido à ACF

1.4 Importância do estudo

A maioria dos estudos que investigaram a eficácia das intervenções contra a TB centraram-se na estratégia de Observação Direta da Terapia (D.O.T.), especificamente, o tratamento de curta duração com medicamentos de primeira linha para a tuberculose suscetível aos medicamentos (pulmonar com baciloscopia positiva, pulmonar com baciloscopia negativa e extra pulmonar) e o tratamento de casos de tuberculose multirresistente com medicamentos de segunda linha no âmbito da estratégia DOTS-Plus [6]. Embora todas estas estratégias sejam eficazes, podem ser mais benéficas para os doentes quando combinadas com a deteção ativa de casos, pelo que o nosso estudo se centrou na eficácia do rastreio ativo da tuberculose entre os doentes ao nível das unidades de saúde, um enfoque que poucos estudos têm tido. Os resultados desta análise fornecem provas muito necessárias para que os decisores políticos avaliem objetivamente as estratégias actuais e as implicações do aumento futuro das intervenções. Isto é particularmente importante para a Suazilândia, uma vez que o atual Plano Estratégico de Controlo da TB está a chegar ao fim em 2014 e a avaliação do programa acabou de terminar em março de 2014. Os resultados poderiam informar o desenvolvimento do novo plano estratégico e possivelmente validar alguns dos resultados da avaliação.

1.5. Limitações do estudo

1. As instalações não foram distribuídas aleatoriamente pelos grupos de intervenção ou de controlo, pelo que não foi possível excluir efeitos de enviesamento de seleção.
2. Havia incertezas em torno dos parâmetros da literatura utilizados para estimar a eficácia das intervenções da ACF.
3. Perceção limitada do impacto futuro das intervenções do ACF devido ao número limitado de dados e às diferenças estruturais nas instalações que implementam o ACF.
4. A tendência decrescente dos casos de TB diagnosticados desde 2011 a nível nacional afectou a medida em que as diferenças observadas nos casos diagnosticados entre as instalações ACF e as instalações PCF podem ser explicadas pela intervenção.

1.6 Definição de termos

Deteção intensificada de casos de TB (ICF): É uma atividade, recomendada pela Organização Mundial de Saúde, destinada a detetar possíveis casos de TB o mais cedo possível entre as pessoas que vivem com o VIH, geralmente utilizando um questionário simples para os sinais e sintomas de TB - não significa fazer um diagnóstico de TB, mas é o primeiro passo para fazer um diagnóstico [7].

Deteção ativa de casos (ACF): É uma estratégia de deteção da TB em que os profissionais de saúde saem ativamente, normalmente para a comunidade, para rastrear as pessoas que correm um risco elevado de infeção por TB. Frequentemente, o conceito tem sido aplicado a programas de rastreio da TB implementados em unidades sanitárias que visam todos os pacientes que se apresentam numa unidade sanitária, independentemente das condições da doença[8] . Estes incluem pessoas que estiveram em contacto próximo ou ocasional com doentes com TB (rastreio de contactos), pessoas que vivem com VIH e pessoas que vivem em comunidades endémicas de TB e que, portanto, têm um risco acrescido de infeção[9] .

Deteção passiva de casos (PCF): refere-se a uma estratégia de deteção da TB em que os profissionais de saúde diagnosticam a TB em pessoas que se apresentam numa unidade de saúde[8] .

Recidiva: Um doente previamente tratado, um doente que recebeu um (1) mês ou mais de medicamentos anti-TB no passado, que foi bacteriologicamente positivo e o resultado do seu curso de tratamento mais recente foi a cura[10] .

Insucesso: Um doente previamente tratado, um doente que recebeu um (1) mês ou mais de medicamentos anti-TB no passado, que foi bacteriologicamente positivo e o resultado do seu curso de tratamento mais recente foi o insucesso do tratamento[10] .

CAPÍTULO II

REVISÃO DA LITERATURA

2.0 Descrição geral

Este capítulo apresenta uma análise sumária da literatura fundamental para compreender a deteção de casos de TB ativa, os seus componentes e os seus benefícios na redução do peso da doença a nível da população. Os trabalhos citados foram recolhidos a partir de artigos de revistas publicados e não publicados, incluindo estudos inovadores sobre a eficácia em que se baseiam agências de saúde globais como a Organização Mundial de Saúde (OMS), os Centros de Controlo de Doenças (CDC) e muitos outros. As bases de dados e fontes utilizadas para identificar os artigos académicos incluíram Pubmed, Biomed, base de dados da OMS e National Institutes for Health (NIH). Em primeiro lugar, apresentamos os antecedentes históricos da intensificação da deteção de casos (ICF) a nível mundial e na Suazilândia e, em seguida, apresentamos a meta-análise dos benefícios da ICF na redução dos grupos de TB não detectados, chegando aos grupos mais pobres e de maior risco com serviços de TB, identificando precocemente os casos de TB ativa, bem como melhorando os resultados do tratamento da TB.

2.1 Antecedentes históricos das ICF

Em 2009, em resposta ao crescente desafio global das elevadas taxas de incidência da TB e das taxas decrescentes de deteção de casos de TB, especialmente em África, a Organização Mundial de Saúde lançou a política dos "Três Is", ou seja, a *Deteção Intensificada de Casos (ICF), a Terapia de Prevenção com Isoniazida (IPT) e o Controlo da Prevenção da Infeção (IPC)* [5]. A ICF tem por objetivo a deteção precoce, aumentando assim as hipóteses de sobrevivência dos indivíduos infectados com TB. Continua a ser uma importante intervenção de saúde pública no controlo da tuberculose, uma vez que, ao visar a redução da doença nos serviços de saúde e nas comunidades, é a única forma de reduzir a transmissão a populações mais vastas.

Na Suazilândia, as directrizes nacionais exigem rastreios da TB em todos os pontos de entrada das unidades de saúde, incluindo clínicas de VIH, clínicas de diabetes, clínicas de ANC e departamentos ambulatórios. As directrizes também dão prioridade à integração dos serviços de TB/VIH e às actividades de colaboração para aumentar o acesso e reduzir os obstáculos aos cuidados de saúde de qualidade para os pacientes 3. Desde 2009, o Programa Nacional de Controlo da Tuberculose (NTCP) tem vindo a alargar os rastreios da tuberculose a 18 unidades de saúde nas quatro regiões do país, incluindo todos os hospitais (públicos), centros de saúde e clínicas comunitárias seleccionadas. No final de 2012, o NTCP comunicou a deteção de casos adicionais através da estratégia[3] .

2.2 A DETEÇÃO PASSIVA DE CASOS CONTRIBUI PARA UM GRANDE NÚMERO DE CASOS DE tuberculose NÃO DETECTADOS

Calcula-se que cerca de um terço de todos os casos incidentes de TB ativa sejam diagnosticados incorretamente, recebam cuidados de qualidade questionável fora dos programas nacionais de TB e não sejam notificados[11] . Os diagnósticos de TB não efectuados, os diagnósticos atrasados e os problemas de acesso a cuidados de elevada qualidade conduzem a um maior risco de morte, sofrimento, sequelas e consequências financeiras catastróficas. Além disso, estes problemas conduzem a uma maior duração da infecciosidade dos indivíduos e, por conseguinte, sustentam a transmissão[12] Esta reserva de TB não detectada continua a ser grande em muitos países, apesar do aumento dos serviços de TB e da descentralização do diagnóstico da TB 13. Esta situação é em grande parte atribuída às limitações da deteção passiva de casos, que se baseia apenas na microscopia do esfregaço de expetoração. A identificação da TB entre as pessoas que procuram ativamente os cuidados de saúde é eficaz apenas no diagnóstico da TB altamente infecciosa, mas menos eficaz no diagnóstico precoce das pessoas com sintomas menos pronunciados 1. A maioria dos programas de luta contra a tuberculose com bom desempenho tem demonstrado de forma consistente que a maioria dos casos não diagnosticados de tuberculose pulmonar é negativa à baciloscopia da expetoração e que uma grande percentagem de casos não refere quaisquer sintomas, pelo que é menos provável que procurem cuidados de saúde do que as pessoas com sintomas proeminentes.

2.3 A ICF REDUZ O NÚMERO DE CASOS DE TUBERCULOSE NÃO DETECTADOS E CHEGA MAIS EFICAZMENTE AOS MAIS POBRES

O rastreio da tuberculose ativa é uma das várias intervenções possíveis que podem melhorar a deteção precoce de todas as formas de tuberculose, especialmente agora que existe um acesso generalizado a testes de diagnóstico mais sensíveis do que a baciloscopia, por exemplo, o Xpert MTB/RIF. O rastreio sistemático pode ser particularmente benéfico para as pessoas mais pobres que enfrentam obstáculos no acesso aos cuidados de saúde, o que as coloca em risco elevado de não completarem ou atrasarem o tratamento da TB [14]. As pessoas que vivem com o VIH, as crianças pequenas, os idosos, as pessoas com diabetes e outros grupos com o sistema imunitário comprometido beneficiam especificamente da deteção ativa de casos. Dado que o seu sistema imunitário está comprometido, correm um maior risco de maus resultados do tratamento da TB, incluindo recaídas, insucessos e morte [14]. Este risco é significativamente reduzido quando a deteção é precoce e o diagnóstico não é retardado.

2.4 A DETEÇÃO ATIVA DE CASOS AUMENTA O NÚMERO DE CASOS de tuberculose DETECTADOS

Existem cada vez mais provas que sugerem que a despistagem pode aumentar o número de casos detectados a curto prazo, embora os efeitos a médio e longo prazo permaneçam pouco claros. Quando se utiliza um algoritmo de diagnóstico mais sensível do que o algoritmo utilizado na deteção passiva de casos, para além da despistagem propriamente dita, é de esperar um aumento do número de casos [7]. Verificou-se que os programas de despistagem que visam comunidades inteiras através da despistagem em massa ou que visam uma combinação de grupos de risco podem ser responsáveis por uma elevada proporção de todos os casos notificados nas áreas visadas [15]. Foram registados resultados semelhantes noutros estudos, em que a despistagem em massa ou a despistagem de combinações de grupos de risco resultou em 18% a 85% do número total de casos.

2.5 O RASTREIO DA tuberculose ATIVA ENTRE AS PESSOAS COM tuberculose ATIVA IDENTIFICA OS CASOS PRECOCEMENTE

Nos países onde se faz o rastreio ativo da TB, a proporção de casos com baciloscopia positiva entre os casos rastreados é significativamente baixa em comparação com os casos detectados passivamente. Este facto reflecte as limitações da baciloscopia como teste de diagnóstico primário na deteção passiva de casos de rotina[18] Também, entre a proporção de doentes que tiveram um atraso auto-referido inferior a 3 meses desde o início dos sintomas até ao diagnóstico difere consoante tenham sido rastreados ou detectados passivamente[17] Isto é consistente com outras conclusões sobre o papel da CIF na deteção precoce de casos, que revelaram que o rastreio entre os sem-abrigo no Reino Unido registou um atraso médio três vezes superior ao dos detectados passivamente[19] Evidentemente, se não fosse o rastreio ativo da TB, estes casos não teriam sido detectados e teriam continuado a transmitir-se nas comunidades.

2.6 O RASTREIO DA TUBERCULOSE MELHORA OS RESULTADOS DO TRATAMENTO

Embora as provas continuem a ser escassas, alguns estudos mostram que a deteção ativa de casos tem efeitos sobre os resultados do tratamento. Ao avaliar os factores de risco de morte em casos de tuberculose em mineiros seronegativos e seropositivos, verificou-se que o risco relativo ajustado de morte, depois de controlados todos os outros factores, era 82% mais baixo entre as pessoas identificadas através de um programa de rastreio de rotina do que entre as pessoas identificadas através da deteção passiva de casos [20]

2.7 A ADIÇÃO DO RASTREIO da TB À DETEÇÃO PASSIVA DE CASOS AFECTA A EPIDEMIOLOGIA da TB

Os efeitos do rastreio da TB sobre o peso da doença na população em geral foram captados no estudo ZAMSTAR realizado nas comunidades da Zâmbia e da África do Sul. Verificou-se que, após a comparação de duas concepções, nomeadamente: i) uma intervenção comunitária que incluía campanhas de informação sobre saúde e recolha descentralizada de escarro de fácil acesso e ii) uma intervenção doméstica que incluía rondas repetidas de investigações de contactos com TB, aconselhamento e testes de VIH, a intervenção doméstica foi associada a uma redução do peso da TB na comunidade[21] . Embora as reduções não tenham sido estatisticamente significativas, verificou-se uma redução de 22% na prevalência da TB ativa e de 55% na incidência da infeção por TB. Outro ensaio aleatório realizado no Brasil, em que quatro pares de comunidades foram seleccionados aleatoriamente para receberem um rastreio domiciliário intensivo dos contactos. Verificou-se que, de um modo geral, as notificações de TB diminuíram 10% nas comunidades intervencionadas e aumentaram 5% nas comunidades de controlo. Estas provas sustentam que o rastreio ativo tem um efeito sobre o peso da TB a nível da população.

CAPÍTULO III

METODOLOGIA

3.0 DESCRIÇÃO GERAL

Este capítulo apresenta os métodos e abordagens adoptados pelo investigador na realização deste estudo. A primeira secção discute as estratégias de rastreio e diagnóstico do modelo e a parte seguinte explica a categorização do diagnóstico e tratamento da TB proposta pelo modelo. Concluímos descrevendo a factorização dos algoritmos de diagnóstico do modelo na epidemiologia da TB, bem como as abordagens de estimação propostas para o modelo, incluindo os valores dos parâmetros do modelo e a análise de sensibilidade.

3.1 SELEÇÃO DOS SÍTIOS DE INTERVENÇÃO E DE CONTROLO

As unidades que implementam a deteção ativa de casos já foram seleccionadas propositadamente pelo Programa Nacional de Controlo da Tuberculose em 2010 com base na identificação de grupos de alto risco (então limitados a pessoas que vivem com VIH e SIDA) e visando todas as unidades que tinham um elevado volume de pacientes e prestavam serviços integrados de VIH e TB[22] . Esta pré-seleção significa efetivamente que a maioria dos hospitais, todos os centros de saúde e pequenas clínicas de grande volume seleccionadas foram acreditados para implementar a ACF, pelo que o nosso estudo aplicou uma amostragem aleatória simples das instalações de cada grupo populacional (as que implementam a ACF e as que não implementam) nas duas amostras do estudo. Atribuímos números aleatórios de 1 a 50 a todos os estabelecimentos que atualmente implementam a ACF e utilizámos um software informático "research randomizer" (http://www.randomizer.org/form.htm) para selecionar 40% para o grupo de intervenção. O mesmo procedimento foi aplicado a todos os estabelecimentos que não estavam a implementar o ACF (que se presumia estarem a encontrar casos de forma passiva). Este procedimento gerou 8 estabelecimentos que constituíram o grupo de intervenção e 18 estabelecimentos que constituíram o grupo de controlo.

3.2 Modelação dos cenários PCF e ACF

Uma vez que os dados de tendências anteriores a 2009 não estavam desagregados por estabelecimento e, por conseguinte, não podiam ser categorizados nos dois grupos de comparação do estudo, analisámos os cenários ACF e PCF com base nos dados de quatro anos, de 2010 a 2013. Uma análise mais aprofundada do cenário pós foi então efectuada comparando os dois grupos de estudo. O objetivo era mostrar os efeitos do ACF nas taxas de deteção, nos resultados do tratamento e nas notificações entre as unidades de intervenção e as unidades de controlo. Toda a análise foi efectuada utilizando o Data Analysis Tool-pack 2010 no Excel. Isto permitiu modelar os parâmetros de entrada e efetuar análises de sensibilidade.

3.2 Medição da eficácia da ACF

Medimos a eficácia da ACF analisando três resultados: i) a sua contribuição para a redução da mortalidade nas pessoas em tratamento, ii) o seu impacto na redução da infecciosidade e dos casos infecciosos e, iii) a sua influência a curto prazo na transmissão.

Contribuição para a redução da mortalidade: a contribuição do ACF para a redução da mortalidade foi medida para os pacientes bacteriologicamente confirmados sem infeção por VIH e para os pacientes clinicamente diagnosticados (inclui baciloscopia negativa e extra-pulmonar) diretamente a partir das estatísticas de mortes por TB das unidades de implementação do ACF. Os doentes VIH positivos foram excluídos do modelo porque as estimativas da literatura aplicadas no nosso modelo não os tinham tido em conta, pelo que, para evitar possíveis efeitos nos resultados do nosso modelo, também os excluímos. A estimativa utilizou as taxas de deteção de casos e as taxas de cura dos casos diagnosticados e tratados nas unidades de intervenção e dos casos tratados nas unidades de controlo.

Impacto na redução da infecciosidade e dos casos infecciosos: Utilizámos as estimativas de Borgdorff et al. sobre o impacto das intervenções da ACF em países de baixo e médio rendimento, convertendo-as para os dados reais das unidades que implementaram a ACF na Suazilândia e comparando-as com as que não o fizeram 23. Os casos infecciosos foram modelados com base apenas nos novos casos positivos de baciloscopia, enquanto a infecciosidade foi modelada de modo a incluir contribuições de insucesso e recaídas, para além de apenas os novos casos positivos de baciloscopia. O modelo matemático apresentado por Borgdorff et al. estimou que as intervenções da ACF reduziriam o período infecioso em 50% e que os doentes que, de outra forma, teriam sido detectados através da deteção passiva de casos (auto-declaração) gerariam 0,37^ infecções, *em que в representa a média de infecções por ano para um caso de TB bacteriologicamente positivo,* em vez de 0,53^, o que daria 0,16^ em infecciosidade e 0,08 casos infecciosos. Estimámos os impactos futuros da ACF na redução dos casos infecciosos, partindo do princípio de que os doentes que, de outra forma, não se apresentariam a uma unidade de saúde com sintomas, gerariam 1,2^ infecções (1в na deteção e 0,2^ assumindo taxas de insucesso e de recaída semelhantes às da PCF auto-referida) em vez de 2в infecções sem deteção ativa de casos, evitando assim 0,4 casos infecciosos futuros.

Impacto a curto prazo na transmissão da tuberculose: o impacto a curto prazo da ACF e do tratamento na transmissão foi estimado com base nos mesmos pressupostos abrangidos pela redução da infecciosidade, mas modelado para taxas variáveis de deteção de casos e de cura. A taxa de cura foi simplificada para 1 taxa de insucesso para esta análise e as mortes foram excluídas porque não tinham influência na transmissão.

Análise de sensibilidade: efectuámos uma análise de sensibilidade simples de sentido único para determinar os efeitos dos parâmetros do modelo na variável de resultado. Estes parâmetros foram limitados às taxas de cura e às taxas de deteção. Os valores dos limites superior e inferior para a deteção de casos foram obtidos a partir do Global TB Report de 2013[1] . As taxas de cura foram estimadas como sendo iguais às taxas de 1-falha para simplificar o modelo. Os limites inferior e superior foram utilizados para calibrar o modelo e analisar os efeitos.

FIGURA 3. 1 MODELAÇÃO DA EFICÁCIA COM ESTRATÉGIAS PASSIVAS E ACTIVAS DE DETECÇÃO DE CASOS

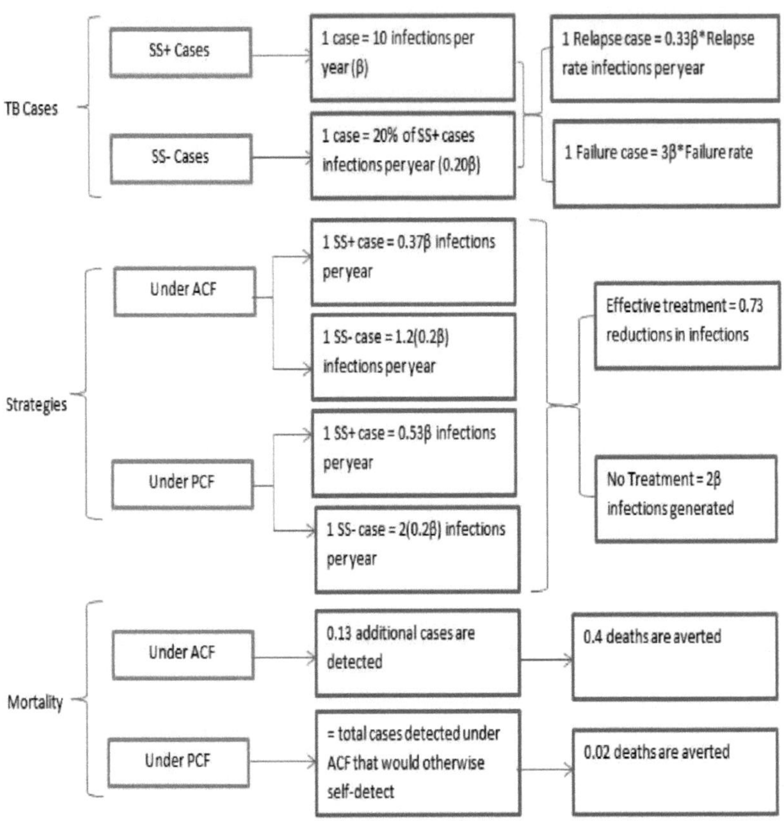

FIGURE 3. 2 INTENSIFIED TB CASE FINDING PATHWAY

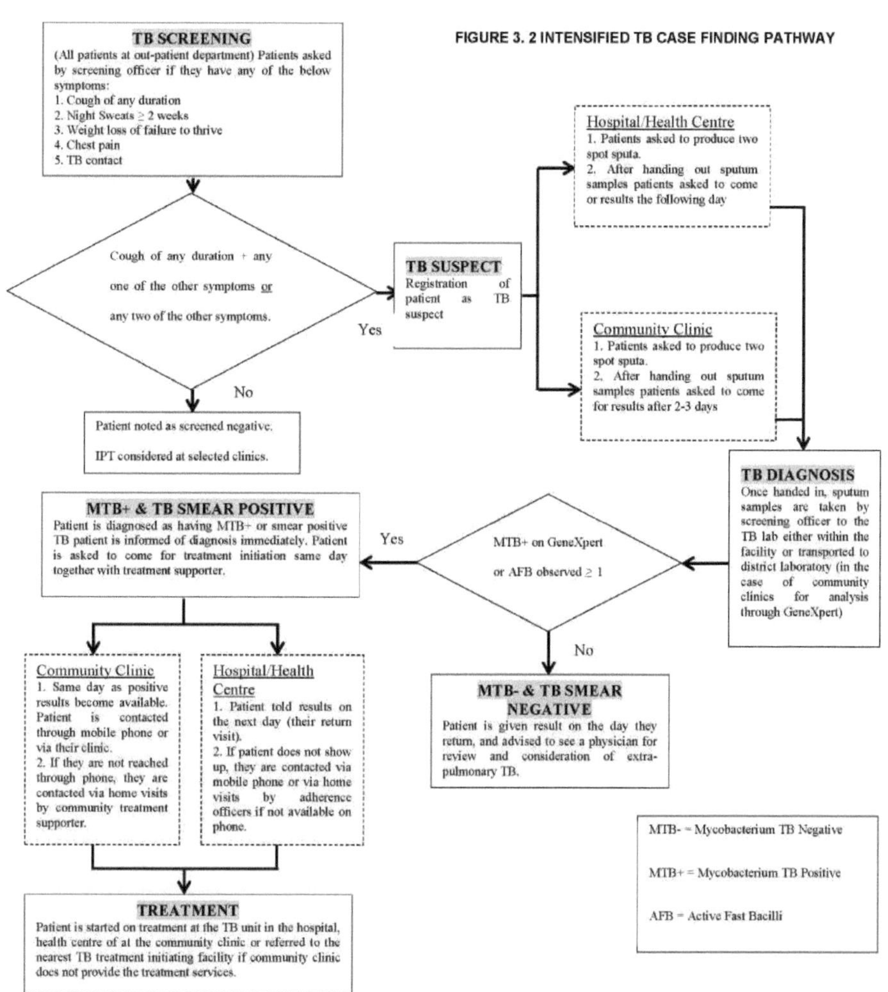

Adaptado de Elden et al. BMC Health Services Research 2011, 11:118

CAPÍTULO IV

CONCLUSÕES

4.0 DESCRIÇÃO GERAL

Este capítulo apresenta os resultados e a análise do estudo. Em primeiro lugar, descrevemos os grupos de estudo e analisamos as suas semelhanças e convergência. Em seguida, apresentamos os parâmetros do estudo a partir dos quais os dados do modelo foram derivados para estimativa e, depois, apresentamos os resultados do teste de diferença de médias. O resto da análise centrou-se em cada objetivo, tal como descrito no primeiro capítulo, e a interpretação resultante dos gráficos é apresentada em cada secção.

4.1 DESCRIÇÃO DOS GRUPOS DE ESTUDO

QUADRO 4. 1 CARACTERÍSTICAS GERAIS DAS INSTALAÇÕES DE INTERVENÇÃO E DE CONTROLO

Variable		Intervention Group	Control Group
Total Number of Facilities		8	18
Facility Type	Hospitals	4	2
	Health Centres	3	0
	Clinics	1	16
Annual TB Patient Volumes	2010	4,283	2,130
	2011	2,736	1,716
	2012	2,179	1,336
	2013	1,823	1,275
Geographical Spread	Rural	5	12
	Urban	3	6
Diagnostic	Lab diagnosis on-site	7	7

capacity			
	Lab diagnosis referred	1	11
Population served		Approx. 225,700	Approx. 277,042

Oito instalações (n=8) entre as que implementaram intervenções ACF foram seleccionadas para o grupo de intervenção por amostragem aleatória simples do total de 19 que estavam a implementar ACF. Do mesmo modo, 18 estabelecimentos foram seleccionados por amostragem aleatória simples para o grupo de controlo de um total de 37 que ainda detectavam casos de forma passiva. Foram intencionalmente seleccionados um número ligeiramente superior de estabelecimentos para o grupo de controlo, uma vez que a população era constituída em grande parte por clínicas mais pequenas. Este processo assegurou que tanto o grupo de intervenção como o grupo de controlo dos estabelecimentos seleccionados para o estudo eram estatisticamente representativos da população total de estabelecimentos ACF e não-ACF.

Embora o número de doentes diagnosticados anualmente fosse mais elevado em cada ano nas unidades ACF do que nas unidades não ACF, registou-se uma tendência geral para a diminuição dos casos diagnosticados em ambos os grupos no período de quatro anos. Este declínio nos casos de TB também foi observado nos dados nacionais e o Programa Nacional de Controlo da TB iniciou um estudo de validação abrangente para determinar os factores que contribuem para este declínio. Por conseguinte, isto limita a medida em que os nossos resultados reflectem diferenças reais devidas à ACF, uma vez que o acontecimento histórico também pode explicar algumas das diferenças observadas entre os grupos de estudo. A distribuição geográfica das instalações em ambos os grupos era algo uniforme, com ambos os grupos a terem mais instalações que cobriam zonas rurais, o que é expetável, dado que 77% da população da Suazilândia vive em zonas rurais. Embora as capacidades de diagnóstico fossem muito diferentes entre os grupos, tal resultava do facto de o grupo de intervenção ser composto por mais centros de saúde (n=3) e hospitais (n=4) do que o grupo de controlo.

4.2 Descrição dos parâmetros do estudo

Quadro 4. 2 Parâmetros do estudo e dados do modelo

Description		Base-Case Value	Range	Source
infections per TB case		10	(8-14)	15
infections per TB case under ACF		0.37	-	23
infections per TB case under PCF		0.53	-	23
infections per Relapse case		0.33	-	23
infections per Failure case		3	-	23
Proportion of Deaths averted by treatment under ACF		0.40	-	23
Case detection rates	2010	66%	(55-80)	1
	2011	52%	(44-63)	1
	2012	43%	(36-52)	1
Cure rates	2010	82%	-	Assumed*
	2011	89%	-	Assumed*
	2012	87%	-	Assumed*

**Pressuposto: significa que a estimativa foi gerada com base nos pressupostos do modelo para este estudo.*

4.3 Casos detectados durante o período

As instalações do ACF identificaram um número significativamente maior de casos totais em comparação com as instalações de controlo em cada ano do estudo. A ACF foi estatisticamente significativa na deteção de casos de esfregaço negativo do que de casos de esfregaço positivo. Esta constatação valida a literatura existente que sugere que o impacto da ACF será provavelmente maior na deteção dos casos que não se auto-reportariam[23] (doentes assintomáticos).

QUADRO 4. 3 CASOS DETECTADOS NO ÂMBITO DO ACF E DO PCF POR TIPO DE TB (TESTE T DE DIFERENÇA DE MÉDIAS)

Case Type	2010			2011			2012			2013		
	Total	Mean	*P(T<=t) two-tail	Total	Mean	*P(T<=t) two-tail	Total	Mean	*P(T<=t) two-tail	Total	Mean	*P(T<=t) two-tail
Total Cases (SS-, SS+) ACF	2100	262.5	**0.014**	1441	180.1	**0.016**	840	105.0	**0.016**	1091	136.4	**0.043**
Total Cases (SS-, SS+) PCF	1027	57.1		805	44.7		526	29.2		733	40.7	
Smear Pos Cases Reported ACF	1102	137.8	0.114	753	94.1	0.119	480	60.0	0.053	795	99.4	0.083
Smear Pos Cases Reported PCF	768	42.7		572	31.8		342	19.0		595	33.1	
Smear Neg Cases Reported ACF	998	124.8	**0.028**	688	86.0	**0.024**	360	45.0	**0.039**	296	37.0	**0.042**
Smear Neg Cases Reported PCF	259	15.2		233	12.9		184	10.2		138	7.7	

**Os valores de p referem-se à comparação do total de casos*

4.4 REDUZIR AS INFECÇÕES

O nosso estudo mostrou que as instalações que implementaram a deteção ativa de casos tinham menos infecções em comparação com as que não implementaram as intervenções. Embora os pontos de dados fossem limitados para uma análise de tendências mais precisa, o modelo revelou que, pelo menos no segundo, terceiro e quarto anos de implementação, as instalações do ACF tiveram menos 496 infecções positivas por esfregaço e menos 248 casos infecciosos.

FIGURA 4. 1INFECÇÕES COM ESFREGAÇO POSITIVO EVITADAS PELO ACF

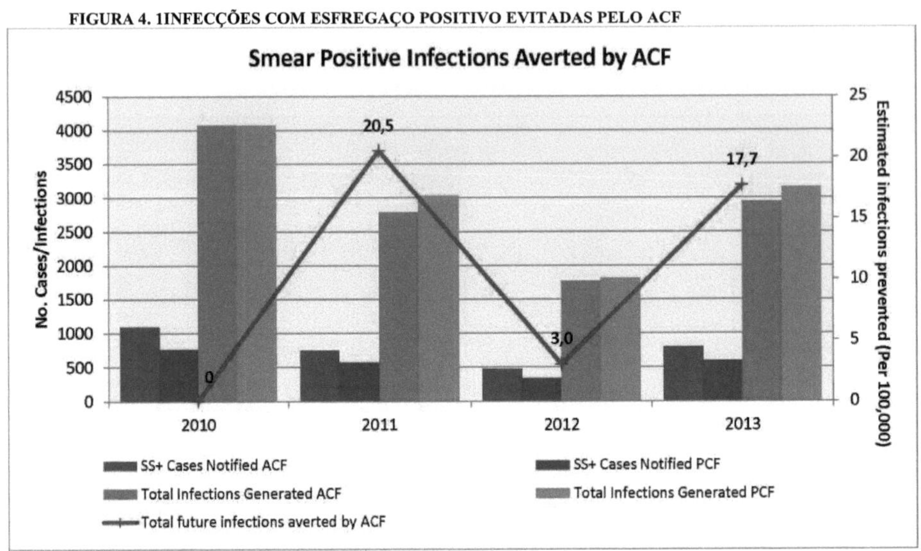

A figura 4.1 mostra a redução estimada das infecções registadas nas instalações do ACF por 100 000 habitantes. Em média, as instalações ACF registaram menos 14 infecções por 100.000 habitantes por ano. Para estas estimativas, utilizámos como denominador a população total do país para ambos os grupos de estudo[24] .

FIGURA 4. 2 INFECÇÕES NEGATIVAS EVITADAS PELO ACF

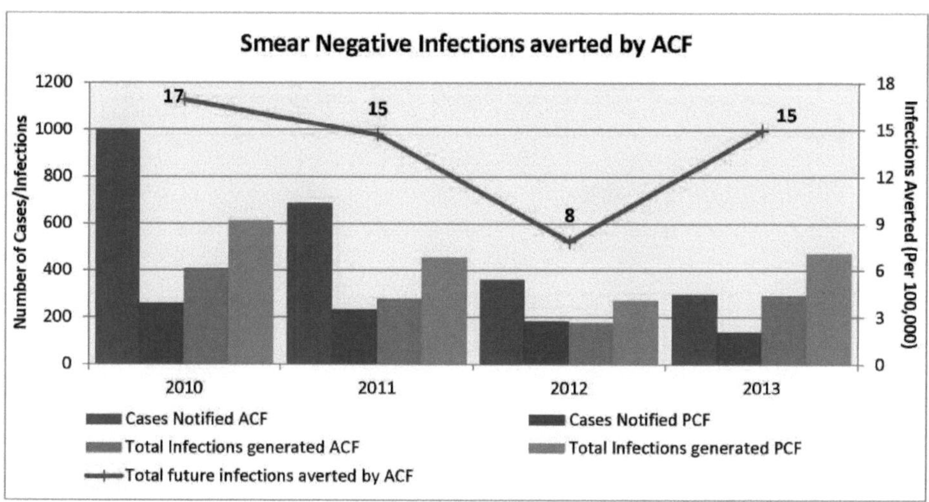

Para calcular as infecções negativas por baciloscopia evitadas, partimos do princípio de que cada caso de baciloscopia positiva geraria um caso infecioso e que as infecções negativas por baciloscopia no âmbito do ACF gerariam 10% das infecções geradas pelas infecções positivas por baciloscopia no âmbito do ACF e que, no âmbito do PCF, gerariam 15% das infecções positivas por baciloscopia geradas no âmbito do PCF. Os nossos resultados revelaram que as instalações ACF registaram, em média, menos 13,7 infecções negativas por 100.000 habitantes. Mais uma vez, utilizámos a população total do país para cada ano como denominador[24] .

FIGURA 4. 3 INFECÇÕES GLOBAIS EVITADAS PELA ACF

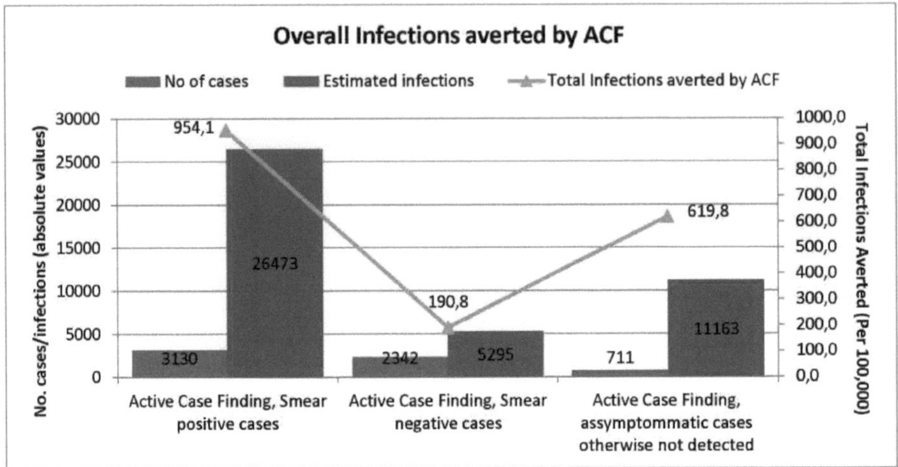

Em geral, as instalações do ACF registaram menos 954,1 infecções positivas por 100 000; menos 619,1 infecções por 100 000 entre os casos assintomáticos não detectados e menos 190,8 infecções negativas por 100 000 nos quatro anos de implementação.

4.5 Reduzir as infecções de primeira geração

A primeira geração de infecções foi estimada com base no número de infecções positivas em esfregaços geradas no âmbito do ACF e do PCF, juntamente com as infecções adicionais geradas pelas recaídas e falhas. Os nossos resultados revelaram que foram geradas mais infecções nos estabelecimentos que implementaram o PCF do que nos que implementaram o ACF.

FIGURA 4. 4 INFECÇÕES ADICIONAIS DA PRIMEIRA GERAÇÃO - RECAÍDAS

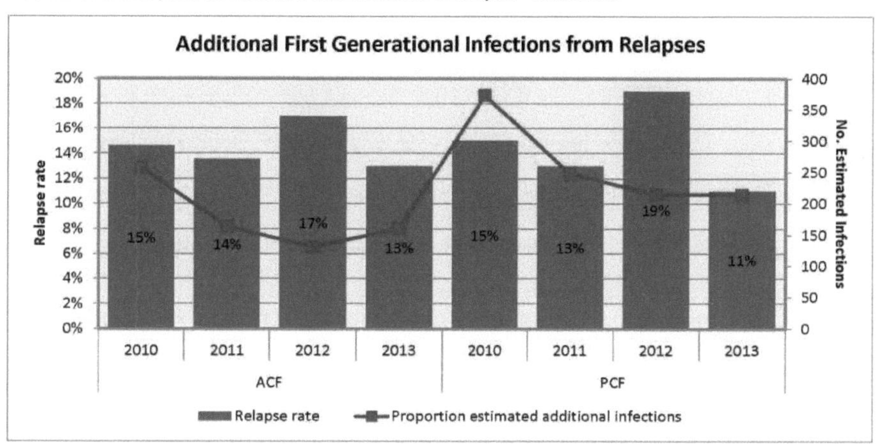

O modelo mostrou que o número de casos, mais do que as taxas de recaída, teve influência no número de infecções em ambos os grupos de instalações.

FIGURA 4. 5 INFECÇÕES ADICIONAIS DA PRIMEIRA GERAÇÃO - FALHAS

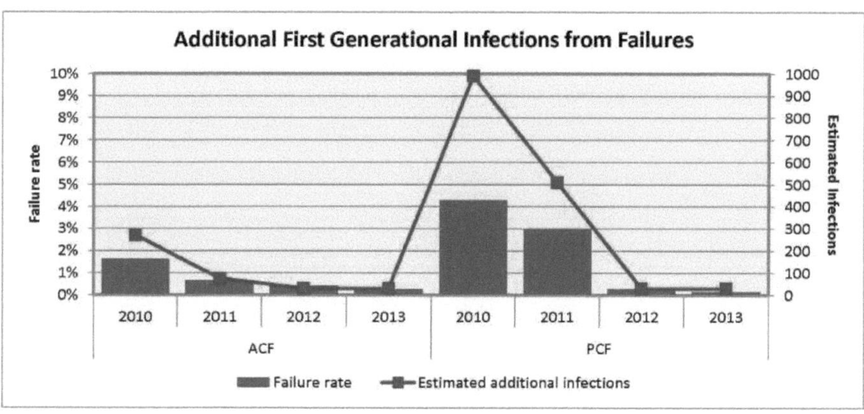

As taxas de insucesso tiveram a maior influência nas infecções adicionais e, de forma mais significativa, nos insucessos no âmbito da PCF. Este facto pode ser atribuído à duração mais longa da infecciosidade no caso das falhas, uma vez que estas atrasam a auto-notificação no âmbito da deteção passiva. As taxas de insucesso ligeiramente elevadas nas unidades que não implementam a ACF podem significar que existem lacunas programáticas na gestão dos doentes detectados nessas unidades, o que pode incluir um acompanhamento e uma monitorização da adesão deficientes.

4.6 Redução da mortalidade nas pessoas que recebem tratamento ao abrigo do ACF

O possível impacto da ACF na redução das mortes associadas à TB foi estimado com base no número real de casos que foram notificados no grupo de intervenção da ACF e no número médio de casos detectados a partir de rastreios durante o período de 4 anos. Calculámos que, em média, 0,13 dos casos detectados nas instalações do ACF durante o período de 4 anos foram uma contribuição direta dos rastreios activos. Consequentemente, estes constituíram casos adicionais que, de outra forma, não seriam detectados pelo programa de controlo da TB no âmbito da deteção passiva de casos.

FIGURA 4. 6 MORTES EVITADAS PELO TRATAMENTO DE CASOS QUE, DE OUTRA FORMA, SERIAM DETECTADOS PASSIVAMENTE

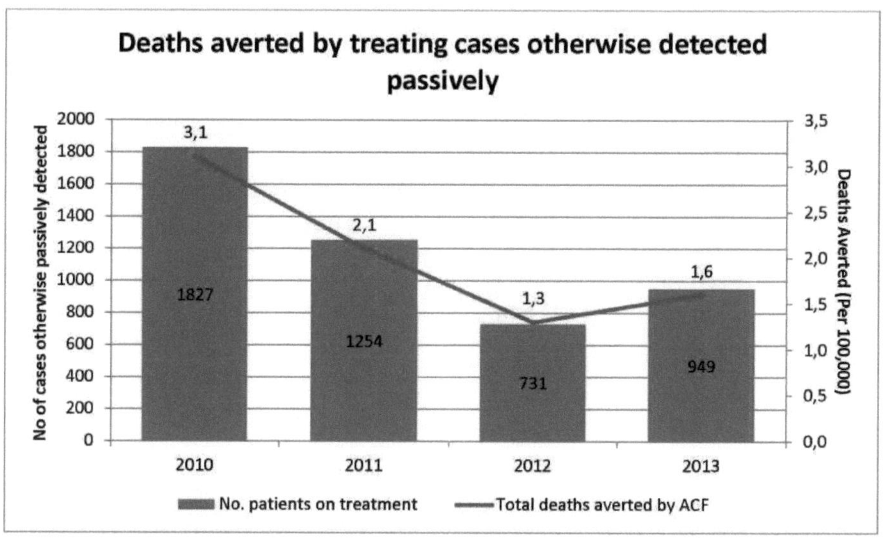

Com base na modelação de Borgdorff et al. de que os casos que, de outro modo, não seriam objeto de auto-declaração

sintomas contribui para 1,2^ infecções e que um tratamento eficaz evitaria 0,73 mortes, descobrimos que, entre os casos que se auto-relatariam, as intervenções do ACF podem ter contribuído para menos 8,1 mortes por 100.000 observadas nas instalações do ACF durante o período de quatro anos.

FIGURA 4. 7 MORTES EVITADAS PELO TRATAMENTO DE UM CASO ADICIONAL AO ABRIGO DO ACF

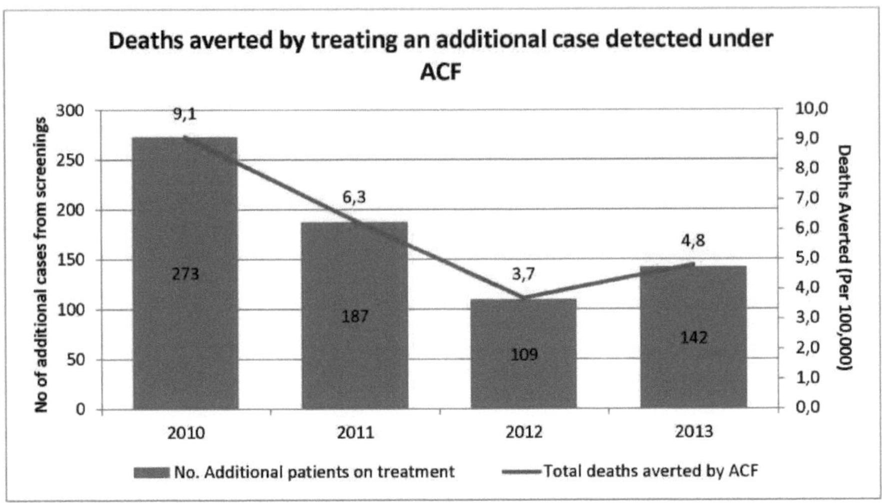

Entre os casos que, de outra forma, não seriam detectados, as intervenções da ACF podem ter contribuído para a redução de 23,9 mortes por 100.000 observada durante o período de quatro anos. As nossas estimativas revelam que os possíveis efeitos da FCA podem ser mais pronunciados para os casos adicionais do que para os casos que seriam detectados no âmbito da FPC.

4.7 Reduzir a transmissão da TB

A proporção de transmissões evitadas em ambas as estratégias foi estimada com base nas taxas de deteção de casos e de incidência para a Suazilândia publicadas pela Organização Mundial de Saúde[1] . Estimámos as infecções evitadas tanto para o grupo de intervenção (ACF) como para o grupo de controlo (PCF), definindo a taxa de cura como 1 - £ (falhas e incumpridores), em que *os incumpridores se referem* aos doentes que perderam o seguimento e não puderam ser avaliados quanto aos resultados do tratamento.

FIGURA 4. 8 TRANSMISSÕES EVITADAS AO ABRIGO DO PCF

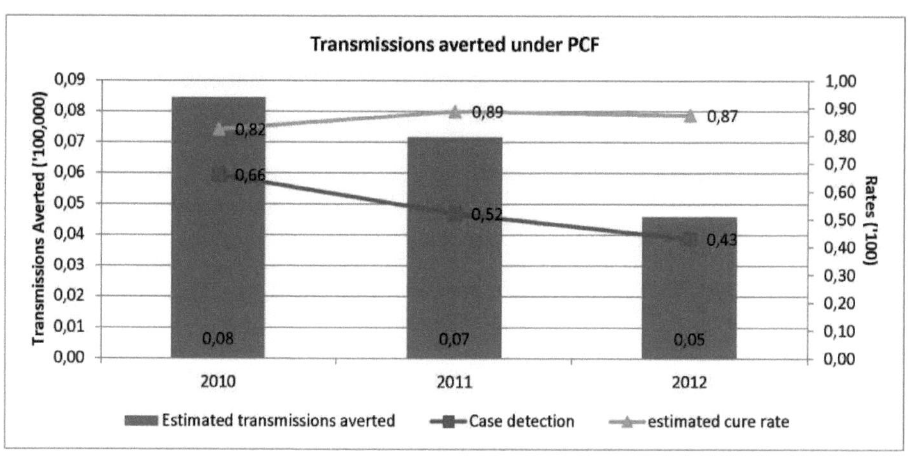

Nas instalações que não estavam a implementar a ACF, apenas 0,2 infecções por 100.000 foram evitadas no período de quatro anos e a taxa de infecções evitadas diminuiu todos os anos à medida que a taxa de deteção de casos diminuiu, apesar do aumento das taxas de cura.

FIGURA 4. 9 TRANSMISSÕES EVITADAS COM O ACF

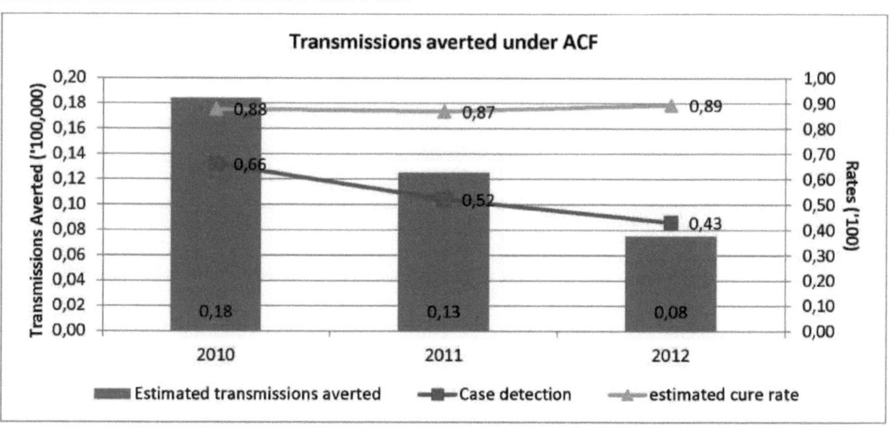

A nossa análise revelou que pode haver mais transmissões evitadas nas unidades que estavam a implementar o ACF do que nas que não estavam a implementar esta estratégia de deteção, mesmo quando se assumiram as mesmas taxas de deteção nacionais para ambos os grupos. No período de quatro anos, houve menos 0,39 infecções por 100.000 observadas nas instalações ACF, o que é quase o dobro do observado nas instalações PCF.

FIGURA 4. 10 ANÁLISE DE SENSIBILIDADE DO MODELO

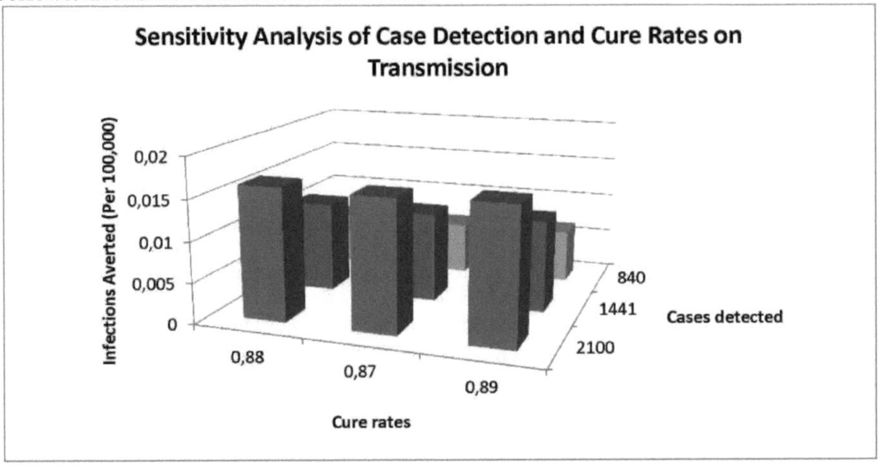

A nossa análise de sensibilidade revelou que as taxas de deteção de casos são o principal parâmetro de entrada para determinar a proporção de transmissões evitadas. Esta conclusão corrobora a literatura existente sobre epidemiologia da TB, que sugere que o impacto que se pode obter com taxas de cura elevadas é reduzido quando são detectados menos casos. Evidentemente, as taxas de cura terão mais impacto na mortalidade dos casos do que na redução da transmissão.

CAPÍTULO V

DISCUSSÃO, CONCLUSÃO E RECOMENDAÇÕES

5.0 Descrição geral

Este capítulo apresenta uma discussão sumária dos resultados, conclusões e recomendações. A discussão segue os temas delineados no capítulo 4 e relaciona os resultados com a literatura analisada no capítulo 2. Os principais resultados são resumidos nas conclusões e destacados como base para as recomendações. A primeira secção do capítulo discute as conclusões sobre os casos detectados no âmbito das duas estratégias, a contribuição do ACF para a redução das infecções e da infecciosidade, bem como para a redução das infecções da primeira geração. A última secção centra-se na eficácia da ACF na prevenção de mortes e transmissões.

5.1 Discussão

5.1.1 Casos detectados durante o período

Os resultados mostram que a deteção ativa de casos de TB pode ser eficaz para aumentar o número de casos detectados. Além disso, mostram que a deteção ativa de casos tem possivelmente efeitos significativos na deteção atempada de casos negativos de baciloscopia. Os estudos que mediram os efeitos da intensificação da deteção de casos em países de baixo e médio rendimento chegaram a conclusões semelhantes, segundo as quais o impacto direto na saúde da deteção ativa de casos é substancial para os doentes que, de outra forma, não se apresentariam no serviço de saúde com sintomas[23] . Do mesmo modo, outros estudos concluíram que os programas de rastreio que visam uma combinação de grupos de risco podem ser responsáveis por uma maior proporção de todos os casos notificados nas áreas visadas[15] .

5.1.2 Reduzir as infecções

Os resultados revelaram que, embora os efeitos a longo prazo do ACF não possam ser determinados, as intervenções do ACF podem ter contribuído para reduzir as infecções e os casos infecciosos. A comparação dos casos positivos de baciloscopia notificados em cada grupo e a modelação das infecções em cada estratégia revelaram que, nas instalações ACF, houve aproximadamente menos 13,7 infecções por 100.000. Este resultado está em harmonia com outros resultados da literatura que concluíram que as intervenções ACF no âmbito dos programas DOTS podem levar à prevenção de até 0,73 novos casos infecciosos. Outros estudos concluíram que a maior parte dos atrasos auto-declarados no diagnóstico e tratamento da TB se verifica entre os doentes detectados através da deteção passiva e não ativa de casos[17] .

5.1.3 REDUZIR AS INFECÇÕES DE PRIMEIRA GERAÇÃO

As infecções adicionais resultantes de insucessos e recaídas, quando modeladas nos cenários ACF e PCF, também revelaram possíveis benefícios do rastreio ativo da TB a curto prazo. Os resultados mostram que a taxa de insucesso resultou em números mais elevados de infecções adicionais para ambos os grupos de estudo, mas foi mais elevada para as instalações que funcionavam com deteção passiva de casos. Mais uma vez, a nossa conclusão parece estar de acordo com a literatura que sugere que a infecciosidade de cada caso de insucesso dura 3 anos quando os casos não são procurados ativamente, aumentando assim a proporção de infecções no âmbito do PCF [23]

5.1.4 REDUÇÃO DA MORTALIDADE

Os possíveis efeitos do rastreio ativo da TB sobre as mortes só puderam ser modelados para os casos que, de outra forma, não seriam detectados no âmbito da deteção passiva de casos e para os casos adicionais detectados nas instalações do ACF. Os nossos resultados revelaram que as instalações do ACF podem ter registado, em média, menos 8,1 mortes por 100.000 pessoas por ano. A literatura estima que, por cada caso curado com sucesso no âmbito da ACF, se evitam 0,1 mortes[23] Os nossos resultados parecem corroborar estes resultados anteriores, embora as estimativas variem.

5.1.5 Reduzir a transmissão

Os resultados do estudo revelaram que, provavelmente, foram evitadas mais transmissões nas instalações que implementaram a estratégia ACF em comparação com as instalações que detectavam os doentes de forma passiva. Isto pareceu ser verdade mesmo quando se assumiram as mesmas taxas de deteção de casos e de cura para ambas as estratégias, o que parece apoiar os efeitos adicionais da ACF na redução da transmissão. Mais uma vez, os nossos resultados estão em consonância com as conclusões de outros estudos que mediram a eficácia da intensificação da deteção de casos de TB[21] , que concluíram que, em geral, as notificações de TB diminuíram 10% nas comunidades onde as intervenções ACF foram implementadas e aumentaram 5% nas comunidades de controlo.

5.1.6 Resumo das limitações

O nosso estudo teve limitações, incluindo a atribuição não aleatória das instalações aos grupos de controlo e de intervenção e o grau em que os resultados podem inferir os efeitos da ACF no controlo da TB na Suazilândia. Por exemplo, as instalações que implementaram o ACF tinham mais probabilidades de serem hospitais e centros de saúde, ambos com melhores recursos, estrategicamente localizados e com enfermarias de internamento, o que influencia a sua capacidade de detetar e diagnosticar casos de TB em comparação com as instalações do PCF. Por conseguinte, isto limita a medida em que as diferenças observadas nas unidades de intervenção e de controlo podem ser totalmente atribuídas à intervenção do ACF. Além disso, os casos de TB já estavam a diminuir a nível nacional desde 2011 e esta tendência foi observada para os grupos de estudo, com a única diferença de que, para o grupo de intervenção, ainda foram diagnosticados mais casos em comparação com o grupo de controlo, apesar do declínio. Isto significa, portanto, que os poucos casos diagnosticados no âmbito do PCF podem ser parcialmente explicados pelo declínio geral dos casos de TB e não pela deteção passiva em si. Além disso, utilizámos estimativas de impacto para o ACF publicadas em 2002, que podem ter sido ultrapassadas por acontecimentos no domínio dinâmico do controlo da tuberculose, o que pode fazer com que os nossos resultados subestimem um pouco os verdadeiros efeitos do ACF.

5.2 Conclusão

Apesar dos ganhos consideráveis no controlo da TB na Suazilândia, que incluem o fornecimento de medicamentos de qualidade garantida para a TB e a descentralização generalizada dos serviços de TB para clínicas nas comunidades rurais, a incidência de casos de TB continuou a aumentar. Após o estabelecimento da deteção ativa de casos nos locais com elevado volume de pacientes em 2010, as provas sugerem que pode haver efeitos a curto prazo que podem inverter a curva de incidência no futuro. A implementação da deteção ativa de casos pode ser o fator explicativo para o elevado número de casos detectados nas instalações que implementaram o ACF em comparação com as que não o fizeram. No entanto, a medida em que a ACF pode ter contribuído não pode ser verificada, uma vez que a seleção dos estabelecimentos que implementaram a ACF não foi aleatória, estando assim sujeita a um viés de seleção.

5.3 Recomendações

As recomendações que se seguem são propostas ao Programa Nacional de Controlo da TB e aos parceiros na resposta à TB com base nos resultados da nossa análise;

1. Realizar um pequeno estudo de controlo aleatório nas unidades que não estão atualmente a implementar a ACF para aumentar e validar os resultados actuais antes de lançar as intervenções da ACF em todas as unidades de saúde do país.

2. Orientar as intervenções da ACF para outras populações especiais e grupos de risco para além das pessoas que vivem com o VIH. Isto optimizará os benefícios da ACF, mas também aumentará a deteção de casos nas instalações que já estão a implementar esta estratégia.
3. Dar prioridade ao acompanhamento dos doentes após o tratamento, a fim de garantir que as falhas do tratamento e as recaídas sejam atempadamente reiniciadas antes de propagarem a transmissão nos seus agrupamentos.

REFERÊNCIAS

Organização Mundial de Saúde. Relatório global sobre a tuberculose 2013. (Organização Mundial de Saúde,2013).at

<http:ZZapps.who.int/iris/bitstreamZ10665/91355/1 /9789241564656_eng.pdf>

Programa Conjunto das Nações Unidas sobre VIH/SIDA. Relatório global: Relatório da ONUSIDA sobre a epidemia mundial de SIDA 2013. (Programa Conjunto das Nações Unidas sobre VIH/SIDA (ONUSIDA), 2013). em <http://www.who.int/hiv/pub/me/unaids_global_report/en/>

Programa Nacional de Controlo da Tuberculose. Relatório Anual de Tuberculose 2012. (Ministério da Saúde, 2013).

Programa Nacional de Controlo da Tuberculose. Relatório de revisão externa conjunta do programa de controlo da tuberculose: Reino da Suazilândia, abril de 2014. (Ministério da Saúde, 2014).

Elden, S. et al. Integrar a deteção intensificada de casos de tuberculose nos cuidados ao VIH: uma avaliação da Suazilândia rural. BMC Health Serv. Res. 11, 118 (2011).

Organização Mundial de Saúde. Making Choices in Health: WHO guide to cost¬effectiveness analysis. (2003). em <http://www.who.int/choice/publications/p_2003_generalised_cea.pdf>

Organização Mundial de Saúde. Rastreio da tuberculose ativa: princípios e recomendações. (2013). em <http://www.who.int/tb/publications/Final_TB_Screening_guidelines.pdf>

Revisão Cochrane. Evidence Update: Does active case finding detect more TB cases among people in contact woth TB patients than passive case finding? Tuberc. Ser. (2014). em <http://www.cebhc.co.za/files/2014/06/Fox_Evidence-Update-Active- and-passive-case-finding.pdf>

Fox, G. J., Dobler, C. C. & Marks, G. B. in Cochrane Database of Systematic Reviews (John Wiley & Sons, Ltd, 1996). em <http://onlinelibrary.wiley.com/doi/10.1002/14651858.CD008477.pub2/abstract>

Ministério da Saúde. Manual do Programa Nacional de Controlo da Tuberculose. (2012).

Organização Mundial da Saúde. Relatório global sobre a tuberculose 2012. (Organização Mundial da Saúde, 2012). em

<http://apps.who.int/iris/bitstream/10665/75938/1 /9789241564502_eng.pdf>

Lin, X., Chongsuvivatwong, V., Lin, L., Greater, A. & Lijuan, R. Relação dose-resposta entre o atraso no tratamento de doentes com tuberculose com baciloscopia positiva e a transmissão intra-doméstica: um estudo transversal. Trans. R. Soc. Trop. Med. Hyg. 102, 797-804 (2008).

Shapiro, A., Chakravorty, R., Akande, T., Lonnroth, K. & Golub, J. Uma revisão sistemática do número necessário para rastrear para detetar um caso de tuberculose ativa em diferentes grupos de risco. (2013). em <http://www.who.int/tb/Review3NNS_case_active_TB_riskgroups.pdf>

Lonnroth, K. & Raviglione, M. Global epidemiology of tuberculosis: prospects for control. Semin. Respir. Crit. Care Med. 29, 481-491 (2008).

Meijer, J., Styblo, K. & Sutherland, I. Identification of Sources of infection. Bull. Int. Union Tuberc. 5-54 (1971).

Krivinka, R., Drapela, I. & Kubik, A. Epidemiological and clinical study of tuberculosis in the district of Kolin, Czechoslovakia: Segundo relatório (1965-1972). Gruzl. Chor. Pluc Tuberc. Pneumonol. 42, 1049-50 (1974).

Santha, T. et al. Serão úteis os inquéritos comunitários para detetar a tuberculose em áreas de elevada prevalência? Resultados de um estudo comparativo do distrito de Tiruvallur, no Sul da Índia. Int. J. Tuberc. Lung Dis. Off. J. Int. Union Tuberc. Lung Dis. 7, 258-265 (2003).

Capewell, S., France, J., Anderson, M. & Leitch, G. The diagnosis and management of tuberculosis in common hostel dwellers. Tubercle 125-131 (1986). doi:10.1016/0041 -3879(86)90006-1

Story, A. & Cocksedge, M. Gestão de casos de tuberculose e revisão de coortes: orientação para profissionais de saúde. (2012). Em <http://www.rcn.org.uk/ data/assets/pdf_file/0010/439129/004204.pdf>

Churchyard, J. et al. Contribuição da reinfeção para a tuberculose recorrente em mineiros de ouro sul-africanos. Int. J. Tuberc. Lung Dis. Off. J. Int. Union Tuberc. Lung Dis. 12, 942-8 (2008).

Ayles, H. et al. Prevalência de tuberculose, VIH e sintomas respiratórios em duas comunidades zambianas: implicações para o controlo da tuberculose na era do VIH. PloS One 4, e5602 (2009).

Ministério da Saúde e da Segurança Social. Directrizes da Política Nacional para as Actividades de Colaboração TB/HIV. (2007).

Borgdorff, M. W., Floyd, K. & Broekmans, J. F. Intervenções para reduzir a mortalidade e a transmissão da tuberculose em países de baixo e médio rendimento. Boletim. World Health Organ. 80, 217-227 (2002).

Dlamini, N. et al. Swaziland Population Projections 2007-2030. (2012).

ANEXO 1: NOMES DAS INSTALAÇÕES DE ESTUDO ANTES DA AMOSTRAGEM

Facilities Implementing Active TB Case Finding (ACF)	Facilities operating under Passive TB Case Finding (PCF)	
1. Dvokolwako Health Center	1.Baylor	24.Matsapha (MSF)
2. Emkhuzweni Health Center	2. M hwalala	25.Phocweni (ARMY)
3. Mbabane Govt. (ART+OPD)	3. M bane clinic	26.Sigombeni clinic
4. Motshane clinic	4.Medisun clinic	27.Mliba cli
5. Piggs Peak Govt (ART+OPD)	5.Balekane clinic	28.Mkhiwa clinic
6. Salvation Army	6.Horo clinic	29.Mpuluzi clinic
7. Sigangeni clinic	7.Mangweni clinic	30.Mashobeni clinic
8. Good Shepherd	8.Bulembu clinic	31.Nkwene clinic
9. Simunye clinic	9.Siphocosini clin	32.Gege clinic
10. Sithobelweni Health Centre	10.Mpolonjeni clinic	33.Silele clinic
11. Ubombo Sugar (Illovo)	11.Ndvwabangeni clinic	34.Phunga Gvt clinic
12. KSII	12.TB Centre	35.Phunga Naz clinic
13. Luyengo clinic	13.Mkhulamini clinic	36.Magubheleni clinic
14. Mahlangatsha clinic	14.Bhekinkhosi clinic	37.Moti clinic

15. Mankayane Govt (ART+OPD)	15.Cana clinic	38.Mfishane clinic
16. RFM (ART+OPD)	16. nzini clinic	39.Mhlosheni clinic
17. Hlathikhulu Gvt	17.Manzini Healthcare	40.Dwaleni clinic
18. Matsanjeni Health Centre	18.Muna Healthlife	41.OLOS clinic
19. Nhlangano (ART+OPD)	19.Wellness Centre	42.Jericho clinic
20.	20.Zombodze clinic	43.Cabrini Ministries
21.	21.Hluthi clinic	44.Shewula clinic
22.	22.Mpolonjeni (Ngcina)	45.Lomahasha clinic
23.	23.Mhlume clinic	46.Siphofaneni clinic

ANEXO: NOMES DOS ESTABELECIMENTOS DE ENSINO SELECCIONADOS ALEATORIAMENTE DE CADA AGRUPAMENTO

Intervention Group Facilities	Control Group Facilities	
1.Mbabane Gvt (ART+OPD)	1.Baylor	10.Mpuluzi clinic
2.Piggs Peak Gvt (ART+OPD)	2.Mbabane clinic	11.Gege clinic
3.Good Shepherd Hos.	3.Siphocosini clin	12.Silele clinic
4.Ubombo Sugar (Illovo)	4.Mkhulamini clinic	13.Mfishane clinic
5.Mahlangatsha clinic	5.Cana clinic	14.OLOS clinic
6.Hlathikhulu Gvt	6.Manzini clinic	15.Jericho clinic
7.Matsanjeni Health Center	7.Muna Healthlife	16.Hluthi clinic
8.Nhlangano Health Center	8.Sigombeni clinic	17.Mhlume clinic
	9.TB Centre	18.Lomahasha clinic

ANEXO 3: BIBLIOGRAFIA

O Sr. Sandile M. Ginindza é um perito em avaliação e um profissional de saúde pública da Suazilândia. Licenciou-se com um Bacharelato em Ciências Sociais (BASS) pela Universidade da Suazilândia (UNISWA) em 2008, com especialização em Demografia e Sociologia. Tem uma vasta experiência de trabalho no domínio da investigação, monitorização e avaliação (M&E) de programas de saúde, tanto na sociedade civil como em departamentos governamentais na Suazilândia, tendo ocupado diferentes cargos de liderança desde 2008. É detentor do prestigiado prémio Fulbright Fellowship Award, concedido pelo Gabinete de Educação e Assuntos Culturais do Departamento de Estado dos Estados Unidos em 2013, para obter o grau de Mestre em Saúde Pública nos Estados Unidos. É também detentor da bolsa da Associação Africana de Avaliação (AfrEA) atribuída em 2014 pelo seu trabalho intitulado "Application of the M&E Systems Strengthening Tool in evaluating TB and Malaria Programs in Swaziland" apresentado na 7th AfrEA International Conference em Yaounde, Camarões.

O Sr. Ginindza também possui um certificado em Monitorização e Avaliação de Programas de Saúde do Centro Mananga para a Integração e Desenvolvimento Regional, Suazilândia, concedido em 2012, bem como um certificado de Pós-Graduação em Integração TB/HIV 3is da União Internacional contra a Tuberculose e Doenças Pulmonares (IUTLD), França, concedido em 2011. Atualmente, está a terminar o seu Mestrado em Saúde Pública, com especialização em Gestão e Política de Saúde Populacional, juntamente com um certificado de Pós-Graduação em Saúde Global na Universidade de Kentucky, Faculdade de Saúde Pública, Estados Unidos, previsto para 2014.

O Sr. Ginindza é autor e coautor de vários documentos de trabalho, estudos de investigação e publicações sobre a tuberculose e o VIH/SIDA na Suazilândia, incluindo o inquérito nacional sobre conhecimentos, atitudes e práticas em matéria de tuberculose, o inquérito sobre atrasos no diagnóstico da tuberculose, os estudos de mapeamento da disponibilidade dos serviços de saúde e o estudo de triangulação de dados sobre a tuberculose/VIH. O seu trabalho de conclusão do mestrado centrou-se na medição da eficácia das intervenções de deteção ativa de casos de TB na Suazilândia e é amplamente utilizado pelas partes interessadas na Suazilândia à medida que finalizam a nova Estratégia Nacional de Controlo da TB 2015-2019. Na sua carreira, colaborou e fez apresentações em fóruns do Fundo Mundial de Luta contra a SIDA, a TB e a Malária (GFATM), da Comunidade de Desenvolvimento da África Austral (SADC), da Organização Mundial de Saúde (OMS) e da União Internacional contra a Tuberculose e as Doenças Pulmonares (IUTLD). Continua a ser um profissional de saúde pública de grande envergadura, com muito potencial para desempenhar funções internacionais no domínio da saúde mundial.

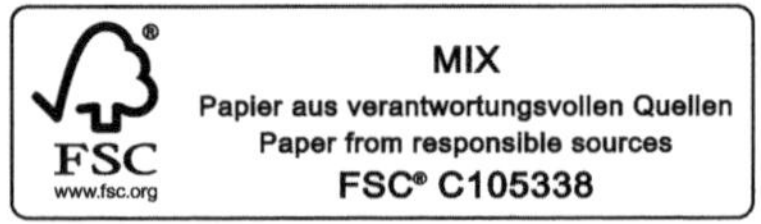

Printed by Books on Demand GmbH, Norderstedt / Germany